I0059774

DÉPÔT
HÉRA
14 1
13

CONTRIBUTION A L'ÉTUDE

DE

L'OTHÉMATOME

PAR

DURAND PESCHAUD

DOCTEUR EN MÉDECINE

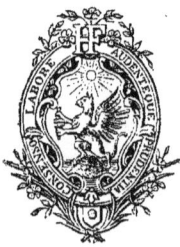

MONTPELLIER
IMPRIMERIE CENTRALE DU MIDI
(Hamelin Frères)

—

1885

T 1889
4

CONTRIBUTION A L'ÉTUDE

DE

L'OTHÉMATOME

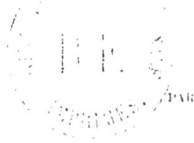

PAR

DURAND PESCHAUD

DOCTEUR EN MÉDECINE

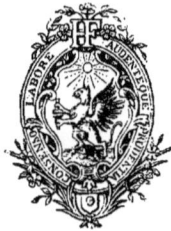

MONTPELLIER
IMPRIMERIE CENTRALE DU MIDI
(Hamelin Frères)

—

1885

Td 89/114

A LA MÉMOIRE

DE MON PÈRE ET DE MON FRÈRE PIERRE

Regrets éternels !

A LA MÉMOIRE DE MON FRÈRE FRANÇOIS

PHARMACIEN DE PREMIÈRE CLASSE

Ton cher souvenir ne me quittera pas.

A LA MEILLEURE DES MÈRES

A MA SŒUR BIEN-AIMÉE

A MON FRÈRE LOUIS

VICAIRE A SAINT-MARTIN-VALMEROUX (CANTAL)

Je n'oublierai jamais ce que
tu as fait pour moi.

A MON FRÈRE HIPPOLYTE

A MA BELLE-SŒUR, A MES NIÈCES

D. PESCHAUD.

A MON ONCLE

JACQUES FALCIMAGNE

Faible hommage de reconnaissance.

A MES ONCLES, A MES TANTES, A MES COUSINS

D. PESCHAUD.

A MON PRÉSIDENT DE THESE

MONSIEUR LE PROFESSEUR DUMAS

A MESSIEURS LES PROFESSEURS AGRÉGÉS

SERRE, MAIRET, JACQUEMET ET BAUMEL

D. PESCHAUD.

1

A TOUS MES MAITRES

A TOUS MES PARENTS

A TOUS MES AMIS

D. PESCHAUD.

INTRODUCTION. — DIVISION

L'othématome (οὖς, ὠτός, oreille, et αἱματοῦν, emplir de sang) est une tumeur fluctuante, à contenu sanguinolent ou séro-sanguinolent, qui apparaît le plus souvent sur la face externe du pavillon de l'oreille. On le constate dans toutes les formes de l'aliénation mentale, mais on le trouve aussi chez les individus sains d'esprit et principalement chez les lutteurs et les boxeurs.

Malgré le nombre et la valeur des auteurs qui se sont occupés de l'hématome de l'oreille, il s'en faut que l'on soit fixé sur toutes les questions qui se rapportent à ce chapitre de pathologie. C'est ainsi que de très-nombreuses opinions ont été émises sur l'étiologie et le siége anatomique de cette affection.

Il nous a paru intéressant de résumer toutes les idées, tous les écrits parus sur cette matière, et d'essayer d'arriver, en les coordonnant, à tirer quelques conclusions.

C'est là le but de ce travail, et nous le soumettons avec confiance à la bienveillante indulgence de nos Juges, convaincu qu'ils voudron t tenir compte de nos efforts et de notre bonne volonté.

Qu'il nous soit permis d'exprimer ici tous nos remerciements à M. le professeur agrégé Serre, qui nous a inspiré l'idée de ce travail et à M. le professeur agrégé Mairet, qui nous a .facilité les recherches bibliographiques.

Nous devons aussi remercier M. le professeur Cavalier, qui a bien voulu nous autoriser à publier les observations mises si gracieusement à notre disposition par son interne, M. Combemale.

Notre excellent ami le docteur Aubin a bien voulu nous communiquer deux observations prises pendant son internat à l'asile St-Pierre, à Marseille ; qu'il reçoive tous nos remerciements.

DIVISION. — Voici le plan que nous avons adopté.

Nous avons ensuite donné nos conclusions, suivies d'un index bibliographique.

CONTRIBUTION A L'ÉTUDE

DE

L'OTHÉMATOME

HISTORIQUE

On ne peut trouver chez les auteurs de l'antiquité aucune description de la tumeur sanguine du pavillon de l'oreille; tout au plus peut-on affirmer, d'après quelques extraits de Socrate et de Platon, que les anciens connaissaient le résultat ultime de l'othématome, la déformation du pavillon. Gudden de Werneck, un de nos médecins aliénistes les plus distingués, a en effet remarqué que, dans la sculpture antique, les oreilles difformes étaient le signe typique des anciens lutteurs. Hercule, Pollux, Hector, ont été ainsi représentés avec des oreilles déformées par l'hématome. — Mais ce n'est qu'en 1833, en Allemagne, que Bird signala pour la première fois l'existence et les phénomènes pathologiques qui se rapportent à l'hématome de l'oreille. Son mémoire, analysé dans les *Archives générales de médecine* de 1834, en donne une description très-exacte, en place le siége dans l'hélix, mais ne résout pas le problème de l'étiologie. Il le désigne sous le nom de *maladie inflammatoire de l'oreille externe, spéciale aux aliénés.*

Neumann, un an après, en fit une forme de l'érysipèle, survenant à l'oreille.

Quelques années plus tard, en 1838, un médecin français, Ferrus, décrit l'hématome comme apparaissant de préférence dans la manie chronique, la démence et la paralysie générale, et croit pouvoir l'attri. buer à une pression trop prolongée ou à des frottements répétés de l'oreille.

En 1842, Belhomme, dans la *Gazette des hôpitaux*, et Cossy, dans les *Archives générales de médecine*, publient des observations, s'attachant surtout à la description des symptômes. M. Belhomme trouve la cause de l'hématome dans le ralentissement de la circulation normale, consécutif à la paralysie, qui, chez les aliénés, frappe à la fois toutes les fonctions du système nerveux de la vie organique.

Quant à M. Cossy, il rapporte, avec des détails précis, une observation fort intéressante suivie d'autopsie.

En 1843, Heindereich considère la tuméfaction auriculaire comme un épanchement sanguin passif.

En 1844, Wallis et Rupp font de ces tumeurs sanguines une véritable otite externe.

En 1846, Schmalz, dans un écrit imprimé à Leipsig, attribue cette affection à un état inflammatoire du cartilage, produisant une extravasation sanguine entre ce dernier et la peau.

La même année, les docteurs Leubuscher et Meckel placent le siége de l'épanchement entre le périchondre et le cartilage.

En 1847, le Dr Verga, en Italie, qui visita tous les asiles d'aliénés de la péninsule et n'y découvrit qu'un seul cas d'othématome ; M. Thore, en France ; M. Leubuscher, en Allemagne, qui qualifia d'érysipèle un hématome constaté chez une femme, écrivirent sur la matière.

Cette série de publications est en quelque sorte couronnée par une rapide mais judicieuse appréciation critique du Dr Franz Fischer, qui donne comme causes étiologiques le traumatisme et l'altération des centres nerveux.

Heyfelder (1849) signale pour la première fois une tumeur sanguine de l'oreille analogue aux précédentes, qu'il a observée chez un homme parfaitement raisonnable. Le froid est pour lui la cause de cette production morbide.

En 1848 et 1850, MM. Renaudin et Lunier cherchent à expliquer la formation de l'othématome par les conditions spéciales de circulation et d'innervation où se trouvent les aliénés.

Wild et Hoffmann, en 1852, publient plusieurs observations de kystes sanguins de l'oreille chez des sujets non aliénés. La même année, Jarjavay signale la fréquence de l'hématome chez les lutteurs et les boxeurs.

Merland en 1853, Bastien en 1855, en font l'objet de leurs dissertations inaugurales devant la Faculté de Paris, et le Dr Mallez (1858) ajoute aux faits déjà connus deux observations se rapportant à des écoliers insoumis, auxquels leurs maîtres tiraient fréquemment les oreilles comme mesure disciplinaire.

La même année, Stiff, en Angleterre, choisit à son tour l'hématome de l'oreille comme sujet de thèse, et Delasiauve, en 1859, analysa son mémoire en y ajoutant ses vues personnelles.

Achille Foville et presque en même temps Motet font faire un pas de plus à la science en précisant, d'une part, le siége de la collection liquide, qu'ils placent entre le fibro-cartilage et son périchondre, et, d'autre part, la nature de l'épaississement des parois qui accompagne ou suit l'hémorrhagie.

Dumesnil, en 1860, dans une lettre écrite à M. Legrand du Saulle, rejette absolument les violences extérieures pour n'admettre que l'action des causes générales internes. Par contre, M. Joire publie dans la *Gazette des hôpitaux* un mémoire dans lequel il se montre le partisan convaincu du traumatisme, qui suffit, selon lui, à expliquer tous les cas observés; et cette opinion est vigoureusement soutenue la même année par les intéressantes recherches de Gudden sur les bustes des anciens lutteurs.

Yung de Leubus combat cette opinion et à son tour n'admet que des causes internes.

Marcé, en 1862, soutient la même idée et insiste sur la corrélation qu'il y a entre la circulation de la tête et celle des oreilles.

Laycock, Hutchinson (1862), admettent les deux causes: la cause interne (paralysie) et la cause externe (traumatisme).

Dans sa thèse de Strasbourg (1864) Kuhn passe en revue toutes les influences pathogéniques et prétend qu'il y a une relation constante entre l'hématome et la cachexie des aliénés.

En 1865, Ludovic Meyer, dans les *Archives de Virchow,* veut qu'un travail inflammatoire précède l'épanchement, et Virchow, dans son *Traité des tumeurs* (1867), assimile l'othématome au céphalématome. Sans rejeter le traumatisme, ce dernier croit également à la production d'un travail inflammatoire antérieur, d'une phlegmasie qui serait de nature érysipélateuse.

La même année, Ducros, dans son excellente thèse soutenue devant la Faculté de Montpellier, se fait le défenseur des idées de Fischer et de Meyer, mais il ne veut pas qu'on confonde l'othématome des lutteurs ou des personnes saines d'esprit avec celui des aliénés.

En 1868, à la Société de biologie, l'hématome fait l'objet d'une discussion à laquelle prirent part MM. Belhomme, Dumontpallier, Laborde, Broca, Gubler et Magnan, et dont nous parlerons au chapitre Étiologie. Un mois plus tard, à la Société anatomique, une nouvelle discussion s'engage à propos de deux pièces anatomiques apportées par M. Lescure, interne de l'asile Ste-Anne. Nous aurons à discuter plus tard une théorie nouvelle avancée par M. Lannelongue dans cette séance. Plus récemment, M. Foville fils pense que ce phénomène est identique à ce qui se passe dans la section du grand sympathique sur les animaux (Expérience de Claude Bernard). Dès lors, bien des travaux ont été publiés sur le sujet qui nous occupe. L'othématome, en effet, indépendamment des mémoires qu'il suscite un peu partout (à Lille, travail de Castelain, 1870; à Paris, thèse de Claverie, 1870; leçons cliniques de Duplay, 1876; à Montpellier, thèse de Mary 1876, thèse de Mabille, 1878), l'othématome, disons-nous, figure aujourd'hui dans les traités récents des maladies de l'oreille (Bonnafont, Troeltsch, Toynbee et Urbantschitsch, traduit par le docteur R. Calmettes).

Les Traités récents des maladies mentales (Dagonet, Bonnet et Poincarré, Voisin), les Traités de pathologie externe (Follin et Nélaton), les ouvrages récents d'anatomie chirurgicale (Paulet, Tillaux), et enfin le *Dictionnaire des sciences médicales* publié sous la direction de Dechambre, en font mention.

Pour terminer cet historique, que nous avons cherché à rendre aussi complet que possible, nous devons encore signaler une note sur l'étiologie et le siége anatomique de l'othématome, par Ch. Vallon (*Encéphale*, 1881, 25 juin, page 224).

Enfin, en 1883, dans les *Archives de neurologie*, M. Charpentier relate, d'après Thorens, une observation d'othématome, sur un enfant syphilitique.

ANATOMIE

Le pavillon est certainement la partie la moins indispensable de toutes celles qui composent l'organe de l'audition.

C'est une lame ondulée, élastique, située en avant de la région mastoïdienne, en arrière de l'articulation temporo-maxillaire, au-dessus de la parotide et au-dessous de la partie latérale de la tête, sur les limites de laquelle elle se trouve fixée.

Libre dans la plus grande partie de son étendue, elle ressemble à un cornet acoustique, dont elle remplit les usages, et présente deux faces : l'une interne, l'autre externe.

Face externe. — La face externe concave présente des saillies et des dépressions caractéristiques.

Les saillies sont au nombre de quatre : l'hélix, l'anthélix, le tragus et l'antitragus.

1° L'hélix (ῆλιξ) se présente sous la forme d'un repli entourant et limitant le pavillon, en arrière, en haut et en avant.

2° En dedans de l'hélix se trouve une saillie qui lui est concentrique, divisée en avant en deux branches interceptant entre elles la fossette scaphoïde, et qui porte le nom d'anthélix.

3° Le tragus (τραγος, *bouc*) a la forme d'un triangle adhérent par la base, à sommet libre ; il est situé à la partie antéro-inférieure du pavillon, en avant du conduit auditif, au-dessous de l'hélix, dont il est séparé par une échancrure, et présente à la face interne un petit bouquet de poils.

4° Vis-à-vis et en arrière du tragus est placé l'antitragus ; une échancrure assez profonde les sépare, et une légère dépression isole l'antitragus de l'origine de l'anthélix.

Les dépressions du pavillon de l'oreille, au nombre de trois, sont : la conque, la gouttière de l'hélix et la fossette scaphoïde.

1° La conque est une cavité limitée en haut et en arrière par l'anthélix ; la terminaison de l'hélix la divise en deux cavités secondaires : une supérieure plus petite, une inférieure plus large, donnant accès dans le conduit auditif externe.

2° La gouttière de l'hélix est située entre l'hélix et l'anthélix.

3° Entre les branches de bifurcation de l'anthélix se trouve la fossette scaphoïde.

Face interne. — Libre dans ses deux tiers postérieurs et dans ses parties inférieure et supérieure, elle est plus ou moins écartée du crâne. Cet écartement se fait suivant un angle de 15° à 45° ; la finesse de l'ouïe augmente à mesure qu'il grandit. La face interne a une disposition inverse de la face externe ; les saillies correspondent aux dépressions, et *vice versâ*.

Le bord antérieur du pavillon, ou bord adhérent, est formé de haut en bas par l'hélix, l'échancrure qui le sépare du tragus et la racine du tragus.

Le bord postérieur libre est constitué par l'hélix.

L'extrémité supérieure est large, sèche, et se continue avec ces deux bords.

L'extrémité inférieure, ou lobule, a une forme elliptique ; elle est libre, flottante et souple. Cette souplesse contraste d'une façon singulière avec la consistance sèche et cartilagineuse du reste du pavillon.

Artères et veines. — Les artères du pavillon émanent :

1° En avant, de la temporale superficielle, qui fournit plusieurs branches connues sous le nom d'auriculaires antérieures ; elles sont destinées à la peau du lobule, au tragus et à la partie antérieure de l'hélix.

2° En arrière, les artères émanent de l'auriculaire postérieure, branche de la carotide externe, qui se divise en deux rameaux, dont l'un, postérieur, se distribue à la face interne en se prolongeant jusqu'à la circonférence du pavillon, où il s'anostomose avec les branches de l'auriculaire antérieure, traverse une scissure formée par la jonction de l'hélix et du cartilage de la conque, monte dans le sillon situé entre l'hélix et l'anthélix, et se distribue à ces parties en établissant de nombreuses communications entre le rameau postérieur et les branches auriculaires antérieures.

« Les veines de l'oreille ne suivent que très-imparfaitement le trajet des artères ; les antérieures, plus courtes et plus petites, vont se jeter dans l'origine de la veine jugulaire externe ; les postérieures, plus nombreuses, se réunissent pour la plupart au tronc veineux qui traverse la portion mastoïdienne du temporal, pour s'ouvrir dans le sinus latéral correspondant. » (Sappey, *Anat.*, tome III.)

Les lymphatiques forment un réseau très-riche; ils peuvent être divisés en deux groupes: les antérieurs vont aux ganglions parotidiens, les postérieurs aux ganglions sous-occipitaux.

Les nerfs du pavillon de l'oreille sont, les uns moteurs, les autres sensitifs. Les premiers viennent du facial; les seconds viennent, en avant, de l'auriculo-temporal; en bas, de la branche auriculaire du plexus cervical; en arrière, du nerf sous-occipital.

ANATOMIE PATHOLOGIQUE

Nous avons à examiner le siége anatomique de la tumeur, les tissus qui la forment et son contenu.

Quel est le siége anatomique de l'othématome? C'est là une question très-controversée.

Pour les uns, il se trouve situé entre le périchondre et le fibro-cartilage, ou entre les lames du cartilage lui-même. C'est l'idée défendue par Cossy, Jarjavay, et plus tard par Motet et Foville.

Pour les autres, l'épanchement se ferait dans le tissu cellulaire; cette idée, émise par Lannelongue devant la Société anatomique (1868), a été reprise et développée par M. Mabille dans son excellent thèse inaugurale (Nancy, 1878).

Pour C. Vallon (*Encephale Journal*, n° 2, juin 1881) le siége de l'othématome résiderait dans le périchondre lui-même.

Il y aurait, par le fait de cet épanchement, dissociation des deux lames du périchondre: la lame interne, soutenue par le cartilage et lui adhérant fortement, reste en place, tandis que la lame externe, moins résistante et plus mobile, se laisse distendre par le sang et se déchire: d'où épanchement dans le tissu cellulaire sous-cutané.

Pour nous, le siége de l'othématome réside, soit entre le périchondre et le cartilage, soit entre les lames du périchondre, soit enfin entre les lames du fibro-cartilage, et nous ne pouvons admettre la théorie émise par M. Mabille.

L'othématome étant constitué et ayant atteint un certain volume, quels sont les tissus qui forment les parois du kyste?

Pour M. Mabille, les différentes couches qui formeraient la tumeur seraient, en allant de dehors en dedans :

1° La peau, les vaisseaux, les nerfs, les fibres musculaires, le tissu cellulaire dense, formé par un feutrage de fibres conjonctives, et qui constitueraient la membrane limitante externe ;

2° Le liquide épanché;

3° La paroi limitante interne, qui ne serait autre que le périchondre adhérant fortement au cartilage.

La description que donne M. Mabille de la tumeur est certainement inexacte, et l'interprétation qu'il en donne est absolument erronée. En effet, comment peut-on admettre que les nerfs et les vaisseaux fassent partie de la paroi limitante externe, alors que normalement ils se trouvent dans le tissu cellulaire, où, d'après M. Mabille, se ferait l'épanchement. D'un autre côté, ces vaisseaux et ces nerfs donnent des ramifications à la peau et au périchondre, et ce serait alors au milieu de l'épanchement et nullement au dehors qu'on devrait les rencontrer. Comment admettre, enfin, que les fibres musculaires qui adhèrent par leurs extrémités au périchondre fassent partie de cette couche limitante externe?

Aussi croyons-nous, avec Ch. Foville (*Gazette hebdomadaire*, tome VI, page 450), que l'othématome n'existe jamais dans le tissu cellulaire, et nous ne voulons voir dans l'épanchement analysé par M. Mabille qu'une simple ecchymose, due à la rupture de quelques capillaires sanguins.

S'il en était autrement, pourquoi le sang épanché serait-il limité au tissu cellulaire adhérent au cartilage? Pourquoi, vu la communication directe de ce tissu avec les couches des parties voisines, n'y aurait-il pas là aussi un épanchement? Comment s'expliquerait-on alors l'intégrité du lobule? Et si, comme le veut M. Mabille, l'othématome siége dans le tissu cellulaire, pourquoi y a-t-il formation d'un kyste, alors que dans toutes les parties du corps le sang épanché se résorbe et ne s'enkyste jamais?

Enfin M. Mary fait remarquer avec beaucoup de raison que l'adhérence entre le périchondre et le tissu cellulaire sous-cutané est très-grande, tandis qu'il n'en est pas ainsi pour le périchondre et le cartilage. En effet, après avoir divisé, avec le scalpel, une des saillies du pavillon et être arrivé sur le périchondre, on n'a qu'à soulever une partie de ce dernier pour pouvoir introduire facilement, au-dessous de lui, une sonde cannelée, par exemple, qui, au moyen de quelques mouvements de va-et-vient, parvient à le détacher dans presque toute son étendue. D'un autre côté, on sait que l'adhérence entre le cartilage et le périchondre est intime, c'est vrai; mais ce dernier se détache facilement, tandis que les liens moins serrés qui le rattachent à la peau sont beaucoup plus résistants et empêchent toute dissociation. Nous voyons donc que, d'après la structure même du pavillon, l'othématome ne peut nullement siéger dans le tissu cellulaire sous-cutané. Quels sont donc les tissus qui limitent ces tumeurs? La peau, le tissu cellulaire sous-jacent et le périchondre forment la paroi externe. La paroi interne est formée par le fibro-cartilage.

Quand on considère une tumeur sanguine, on trouve le périchondre généralement épaissi, doublé d'une fausse membrane fibreuse qui lui est plus ou moins adhérente; quelquefois on trouve même une lame continue du cartilage. Dans ce cas, l'explication est très-facile: cette lamelle résulte de la dissociation du fibro-cartilage, entraîné par le périchondre au moment où le sang s'est répandu au milieu du fibro-cartilage.

Lorsque, au contraire, l'othématome est déjà ancien, la lame cartilagineuse est plus épaissie. Peyraud, en 1869 (thèse inaugurale), l'explique, en disant que le périchondre, irrité par la présence du sang épanché, réagit à sa manière, en sécrétant des cellules cartilagineuses.

Le fibro-cartilage qui forme la paroi interne conserve ses apparences normales ou présente des rugosités, indice des altérations dont il a été le siége dès le début; quelquefois le cartilage est complétement détruit, et c'est le périchondre de la face interne qui forme la paroi interne du kyste.

Que contient ce dernier? Le contenu diffère nécessairement selon l'âge de la tumeur. Tantôt et au début, si on ouvre le kyste, on trouve un liquide visqueux, gluant et plus ou moins clair; tantôt et un peu plus tard, on trouve entre le périchondre et le cartilage du sang pur. Celui-ci se sépare en deux parties: une liquide, d'abord rougeâtre, plus tard semblable à de la sérosité; l'autre solide, constituée par un caillot tantôt mou, tantôt légèrement rougeâtre. L'épanchement subit, en somme, toutes les modifications observées dans d'autres régions pour les épanchements sanguins.

Dans le cas où il y a eu guérison, on trouve un épaississement du périchondre; cet épaississement provient, ou bien de ce qu'une lamelle du cartilage lui est resté adhérente, ou bien de ce que le périchondre enflammé a sécrété des cellules cartilagineuses. Cette augmentation de volume peut être dû aussi à la production d'un tissu fibreux et très-rétractile.

L'oreille, qui, dans le cas de simple sécrétion du cartilage, est à peine déformée, présente, dans le cas de production d'un tissu fibreux, une peau légèrement plissée, recouverte de bosselures, et un cartilage légèrement ratatiné.

Dans le cas où il y a eu suppuration, on trouve dans le kyste du pus mêlé à du sang ou à de la sérosité.

ÉTIOLOGIE. — PATHOGÉNIE

Les causes de l'othématome sont, depuis une cinquantaine d'années environ, l'objet de bien des controverses. Faut-il, comme l'ont pensé certains auteurs, attribuer la tumeur sanguine à une simple lésion traumatique du pavillon? ou bien doit-on admettre qu'elle est consécutive, soit à une altération pathologique des appareils nerveux ou circulatoire, soit à une maladie du cartilage, ou plutôt du fibro-cartilage qui forme la charpente de l'organe?

Il serait cependant très-important, non-seulement au point de vue purement scientifique, mais encore et surtout au point de vue médico-légal, d'être fixé sur la question, et nous ne voulons pour preuve de cette dernière considération que le fait suivant, tiré d'un journal allemand et consigné dans la thèse de M. Mabille : « Une femme, qui avait toujours vécu en bons termes avec son mari, est atteinte de délire mélancolique. Son caractère change ; elle devient difficile, irritable, et se plaint de mauvais traitements que lui ferait endurer son époux. Les plaintes arrivent à la justice, qui s'en émeut et commence une information. Le pauvre mari essaye de se disculper ; mais la femme montre son oreille complétement déformée par un hématome. Des médecins commis par le tribunal, les uns veulent rattacher l'hématome à l'affection mentale, les autres estiment qu'il n'a pu provenir qu'à la suite de violences exercées directement sur l'organe. Le mari fut condamné à la prison. »

Eulemberg, qui rapporte ce fait, dit que le point étiologique est important. « Si, dit-il, on admet comme cause de l'hématome un coup porté par un autre, le fait tombe sous l'application du code pénal », et si, suivant l'opinion de M. Després dans son *Dictionnaire de méde-*

cine et de chirurgie pratiques, « les othématomes sont l'apanage des aliénés, » la question étiologique pourra prendre une certaine importance, puisque M. Sander, cité par M. Mabille, dit que, » tout médecin aliéniste qui verra un individu atteint de déformation des deux oreilles jugera *à priori* que cet individu est aliéné, ou du moins l'a été. »

On peut généralement, d'après les diverses opinions émises, diviser les causes de l'hématome en 1° : causes externes (coups, frottements, froid), et 2° causes internes locales et générales. C'est l'ordre que nous suivrons pour rapporter, aussi fidèlement que possible, les assertions formulées ou défendues par les auteurs qui ont écrit sur la matière. Notre tâche sera ensuite de nous former une conviction.

1° — CAUSES EXTERNES

Déjà, en1838, Ferrus avait attribué l'hématome à une pression trop prolongée de l'oreille, ou à des frottements trop répétés.

En 1860, Joire, dans une excellente étude sur l'othématome, parue dans la *Gazette des hôpitaux*, place les causes de la tumeur sanguine dans le traumatisme seul et n'en fait pas une lésion spéciale aux aliénés. Il cite des observations chez les boxeurs anglais et les lutteurs de profession.

Jarjavay, dans son Traité d'anatomie chirurgicale, fait remarquer que dans les observations présentées, soit par Belhomme, soit par Cossy, il est bien difficile d'affirmer qu'il n'y a pas eu de coups portés sur la région auriculaire, d'autant plus qu'il en a observé quatre exemples chez les athlètes vigoureux. On voyait, chez deux de ces lutteurs obstinés, les pavillons augmenter considérablement de volume après chaque séance.

Virchow (1867) prétend que, de même que le céphalématome est en corrélation avec l'expulsion mécanique de la tête fœtale à travers les voies génitales, de même aussi l'othématome est à rapporter à des violences exercées sur l'oreille, violences du reste très-fréquentes. Mais nous verrons que, de concert avec Meyer, il n'est pas exclusif dans cette opinion et qu'il assigne aussi d'autres causes à l'othématome.

En 1868, dans le Compte rendu des séances de la Société de biologie (octobre 1868), MM. Magnan et Broca concluent au traumatisme, et le premier présente à l'appui de son assertion une pièce anatomique où il est facile de constater qu'il y a eu pseudarthrose des cartilages fracturés de la conque auditive, et c'est autour de cette fausse articulation que siégeait l'hématomen. En 1871, Magnan, reprenant la question, s'appuie, pour confirmer l'opinion qu'il avait déjà émise, sur les autopsies qu'il a pratiquées et qui lui ont toujours montré la trace d'un traumatisme.

En 1873, le Dr Furstner établit que la lésion qui nous occupe, loin d'être le privilége des aliénés, se trouve encore assez fréquemment chez des sujets sains d'esprit. Il l'a vue se produire chez un médecin militaire à la suite d'une chute de cheval, et il cite les observations de Rupp et de Toynbee qui ont constaté la présence de l'othématome, l'un sur de jeunes soldats, l'autre chez des boxeurs anglais.

Plus récemment, Toynbee s'est rallié à l'interprétation de M. Magnan et «croit, avec son ami Thurnam, que si l'on trouve aujourd'hui moins d'exemples d'othématome qu'autrefois, c'est parce que, dans les maisons d'aliénés, on emploie moins maintenant les violences personnelles que jadis. »

En 1878, le docteur Bouteille s'est fait de nouveau le défenseur de cette doctrine. Il conclut que « la production de ces tumeurs peut toujours être prévenue par une surveillance attentive, et que le traitement préventif le plus rationnel consiste à mettre à la porte l'infirmier coupable de négligence ou de brutalité. »

Plus récemment encore, M. Voisin, dans son *Traité de la paralysie générale* (1879), a émis des conclusions analogues : « Si l'on observe bien, dit-il, on verra que les hématomes sont extrêmement rares chez les malades bien surveillés, qui ne font pas de chutes, qui ne se froissent pas les oreilles contre les meubles, et surtout qui ne subissent

aucun mauvais traitement de la part des gardiens préposés à leur surveillance. »

Quoi qu'il en soit, cette opinion extrême, ainsi que celle qui dénie
aux violences extérieures toute influence (Franz Fischer et Dumesnil),
nous semblent parfaitement exagérées l'une et l'autre. Nous prouve-
rons tout à l'heure la réelle importance des causes internes. Quant à
l'influence du traumatisme, elle nous paraît indiscutable, et la remarque de Gudden sur les bustes des anciens lutteurs semble le démon-
trer *à priori* d'une manière évidente. De plus, les nombreuses observations qui ont été recueillies à toutes les époques chez les lutteurs,
chez les enfants soumis à des répressions physiques trop violentes,
etc., prouvent la véracité étiologique de cette cause.

Nous ne citerons pas les observations, cependant très-concluantes,
de Jarjavay chez les lutteurs, nous bornant à relater les observations
suivantes, consignées dans la thèse de M. Merland (1853), qui démon-
trent sur abondamment que le traumatisme peut produire l'othématome
chez les enfants, dont le système cellulaire très-tendre se prête facilement du reste aux ruptures vasculaires :

OBSERVATION PREMIÈRE (M. Merland)

G... R..., enfant de douze ans, de bonne constitution, a été soumis à notre
examen le 4 juin dernier.

Tuméfaction considérable du pavillon de l'oreille droite ; l'hélix est rouge,
violacé, et, au niveau de la fossette scaphoïde, existe une petite tumeur fluctuante, du volume d'une noisette. Interrogé sur la cause de cette affection, il
avoue mériter souvent les reproches de son professeur, qui lui pince les oreilles. Un médecin, consulté, proposa une incision, à laquelle l'enfant se refusa.
Pendant quatre jours, on eut recours aux cataplasmes émollients, et le mal parut augmenter.

Le 9, une incision est pratiquée et donne issue à une certaine quantité de
sang, et bientôt après à de la sérosité sanguinolente. Des bourrelets de charpie
furent introduits dans la cavité, et, dès le lendemain, s'établit une suppuration
peu abondante. On comprime légèrement : la cicatrisation marche assez rapide-

ment pour que, le 12, le petit malade puisse être considéré comme guéri. Une seule ponction avait suffi.

L'observation suivante, prise chez le même auteur, confirme et corrobore le fait précédent :

OBSERVATION II (même auteur)

H. B..., enfant de treize ans, lymphatique, mais de bonne constitution, placé dans la même institution que le précédent, a eu, comme lui, les oreilles très-souvent tirées par son maître d'étude.

Il nous fut présenté, le 14 juin dernier, avec une tuméfaction assez considérable de toute l'oreille gauche, et particulièrement à l'anthélix ; la teinte rouge de tout le pavillon était en ce point violacée, et l'on percevait assez distinctement un peu de fluctuation au centre de l'élevure.

Le 16. — Une incision assez large fut pratiquée à ce niveau par le médecin de l'établissement : il s'écoula du sang et de la sérosité La cicatrisation marcha rapidement.

Le 20, elle était complète.

Ceux qui ne voient dans l'othématome qu'une cause traumatique citent encore, à l'appui de leur théorie, la plus grande fréquence de la lésion à gauche qu'à droite : preuve manifeste de la brutalité des infirmiers, qui, plus libres et plus forts de leur main droite, peuvent plus facilement produire un traumatisme sur l'oreille gauche du malade qui est devant eux. De plus, certains faits observés dans les asiles, tels que la cessation d'une épidémie d'othématome à l'hospice de l'Antiquaille, à Lyon, en 1859, par le seul fait d'infirmiers trop violents, prouveraient assez évidemment l'importance de la cause traumatique.

On a aussi beaucoup insisté sur ce fait que l'othématome du pavillon est plus fréquent chez l'homme que chez la femme, mieux protégée du côté de l'oreille par les cheveux et le bonnet, et soignée par des infirmières, d'un caractère plus doux que celui des gardiens. Et le Dr Bouteille se demande si on ne pourrait pas remonter toujours à une cause initiale, qui serait le traumatisme ; mais la difficulté que l'on trouve à prendre une observation sur les aliénés, qui ne peuvent le plus souvent vous rendre exactement compte des circonstances qui ont précédé l'apparition de la tumeur, et qui forcent l'observateur à conclure d'après les observations recueillies chez des personnes saines d'esprit, rend compte de la divergence d'opinions qui règne dans la science. D'autre part, si l'on remarque la rareté de l'othématome chez les épileptiques exposés à de violents traumatismes ; chez les lutteurs, même les plus acharnés ; chez les soldats, qui, dans nos guerres, soit modernes, soit anciennes, surtout à l'époque où la lutte avait lieu corps à corps, étaient cependant dans des conditions exceptionnellement propices à subir toutes les contusions ; si l'on remarque l'impossibilité où l'on est souvent de trouver à l'origine une cause extérieure quelconque, et l'exemple cité par M. Brown-Sequard dans la Société de biologie de 1871, qui a vu, dans les maisons où les aliénés sont soignés avec la plus grande sollicitude et la plus rigoureuse surveillance, augmenter rapidement le nombre des othématomes, on est forcé de convenir que le traumatisme ne peut être la cause exclusive de cette tumeur. Si cependant le traumatisme est une des causes de l'othématome, comment agit cette cause ? Peut-elle produire d'emblée une tumeur sanguine dans une oreille parfaitement saine ? Le fait doit être rare, à moins d'une violence considérable et d'une fracture immédiate du fibro-cartilage. D'après l'observation suivante de la clinique de Moos, prise par M. Steinbrugge et relatée dans la *Revue de Hayem*, n° 36, le traumatisme pourrait agir comme cause prédisposante, en déterminant une dégénérescence du cartilage, ce qui expliquerait la pathogénie de beaucoup d'othématomes dits spontanés. Il s'agissait d'un individu de vingt-cinq ans, bien portant et non aliéné, qui, ayant reçu à l'âge de dix ans un coup de bâton sur l'oreille, d'où induration et cicatrice descendant verticalement du haut de l'hélix au commencement de l'anthélix, avait vu se développer, sans causes appréciables, un othématome qui guérit rapidement après incision et tamponnement.

En résumé, le traumatisme peut quelquefois provoquer directement l'épanchement sanguin, qu'il y ait ou non fracture du fibro-cartilage ; il peut encore déterminer des lésions du cartilage, qui deviennent une cause prédisposante très-efficace d'une exhalation sanguine.

L'action du froid et de l'humidité (Heyfelder et Guéniot) ne paraît pas aussi nette qu'on pourrait le croire au premier abord, et la diversité de la date où se produit l'othématome enlève toute valeur à cette cause.

2° — CAUSES INTERNES, LOCALES ET GÉNÉRALES

Les différentes causes qu'on a invoquées pour expliquer la production de l'othématome en dehors de tout traumatisme sont, d'une manière générale, les lésions du grand sympathique et des corps restiformes, les affections cérébrales graves, les efforts prolongés, la cachexie, certains vices du sang, comme l'hémophilie et le scorbut ; la misère physiologique, l'hystérie, l'athérome, etc., et presque tous les exanthèmes généraux. Nous allons rapidement passer en revue ces divers modes étiologiques, qui en somme aboutissent presque tous à un même résultat, malgré un processus pathogénique différent : c'est-à-dire aux congestions auriculaires, avec hémorrhagie.

Dans ses leçons sur le système nerveux, Cl. Bernard a constaté que, « après l'ablation du ganglion cervical supérieur, il se produit im-
» médiatement une très-grande augmentation de température (6° à
» 7°) et une très-profonde turgescence vasculaire dans l'oreille et le
» côté correspondant de la tête. La circulation est activée ; les artères,
» plus pleines, semblent battre avec une force plus grande. »

Pour MM. Bonnet et Poincarré, « les hématomes sont de véritables
» apoplexies congestives, qui trouvent leur raison d'être dans la dégé-
» nérescence graduelle du sympathique, finissant par se frapper de
» plus en plus de léthalité. Il en résulte une turgescence des vais-
» seaux de l'oreille, et, à la limite, l'apoplexie se produit ; c'est la ré-
» pétition pathologique de la section expérimentale du nerf au-dessus
» du ganglion cervical supérieur. »

Or jamais aucun expérimentateur n'a observé l'existence d'une tumeur sanguine appréciable à l'oreille et consécutive à la section du grand sympathique. Ni Longet, ni Cl. Bernard, ni Brown-Sequard, ni leurs élèves, n'ont signalé un cas d'hématome à la suite de cette opération. Au contraire, Brown-Sequard a montré que les lésions des corps restiformes pouvaient déterminer une tumeur sanguine dans le pavillon (Académie de médecine, 16 mars 1869). Baratoux, dans son Traité de la pathogénie des affections de l'oreille, prétend avoir obtenu encore une fois le même résultat. On pourrait donc croire qu'une altération de cette partie du bulbe peut, à elle seule, déterminer une tumeur sanguine de l'oreille ; c'est une question très-intéressante à étudier, et que malheureusement nous n'avons pu élucider, faute de temps et de moyens d'investigation. La lésion du grand sympathique ne peut être considérée que comme cause déterminante, par la paralysie des vaso-constricteurs, amenant la congestion de l'oreille.

On peut aussi attribuer aux efforts prolongés une influence étiologique. L'observation de cet homme qui, traversant une montagne, chargé d'un lourd fardeau et faisant de grands efforts, avait senti tout à coup une vive douleur au niveau de l'oreille gauche, augmentée de volume par la production instantanée d'un hématome de la grosseur d'un œuf de poule, et les efforts énergiques que font les aliénés pour se débarrasser de la camisole de force et des liens qui servent à les contenir, donneraient une certaine valeur à ce mode étiologique.

Tant qu'on a cru que l'hématome était une affection spéciale aux aliénés, on a fait jouer un grand rôle à la cachexie et à certains vices du sang, comme le scorbut, l'hémophilie; aux troubles généraux de nutrition, comme ceux que produit la paralysie générale; aux troubles de la nutrition locale. Kuhn prétendait que «l'hématome coincidait » toujours avec cette période de l'aliénation mentale où les fonctions » de la vie végétative ont en grande partie perdu leur vitalité, où l'i- » nertie intestinale met obstacle à la nutrition et où le marasme me- » nace l'existence. » Stiff répond par une observation très-intéressante, et] qui montre que la tumeur sanguine n'est pas toujours un signe de détérioration physique avancée.

OBSERVATION III (M. Stiff)

Il s'agit d'un homme de cinquante ans, lypémaniaque, refusant toute nourriture, maigrissant rapidement et présentant des signes sérieux d'épuisement: œdème des membres, fétidité de l'haleine.

Plus tard, néanmoins, son caprice évanoui, il recouvra ses forces. Sa santé générale était donc bonne. Tout à coup, le 22 décembre 1856, sans que l'état de l'organe fît prévoir un tel accident, surgit un gonflement sanguin qui envahit l'hélix, l'anthélix et la fosse innominée.

Vers le 12 janvier 1857, la résorption commence.

Le 18, la tumeur polie, moins élastique et plus dure, se restreint à l'anthélix.

Au bout d'un an et demi, la cure semble définitive, mais l'oreille ratatinée n'a en longueur que 65^{mm} et en largeur 32, l'autre ayant 71 et 39 ^{mm}.

De cette observation de Stiff il ressort, pour nous, que les nerfs trophiques ne nous paraissent pas pouvoir produire d'emblée des lésions semblables à celles de l'hématome, mais ont pu amener une lésion du cartilage qui, comme nous le verrons plus tard, a suffi pour produire, sous l'influence d'une cause occasionnelle quelconque, une tumeur sanguine de l'oreille. Quoi qu'il en soit de ce mode pathogénique, il est vrai de dire que les troubles de nutrition ont une réelle importance sur la production de l'othématome, comme le prouve l'observation suivante :

OBSERVATION IV (communiquée par M. Combemale.)

P..., quarante-deux ans, cultivateur, atteint de démence paralytique.

Dès les premiers jours de février 1884, ce malade fut signalé comme dépérissant visiblement ; il salissait ses pantalons, et des plaies variqueuses qu'il portait aux jambes restaient stationnaires, malgré des pansements très-soignés. En même temps que ces troubles trophiques se produisaient, on voyait apparaître à l'oreille gauche une tumeur augmentant graduellement de volume, à aspect extérieur de plus en plus violacé, décuplant l'épaisseur du pavillon de l'oreille, qui n'était, du reste, atteint qu'à sa moitié supérieure, à température plus élevée que les autres parties du corps, douloureuse spontanément et à la pression, rénitente, peu fluctuante.

Le peu d'offensibilité du malade et l'augmentation graduelle en six ou huit jours de la tumeur pour arriver à son maximum, laissèrent à penser que la tumeur ne reconnaissait pas pour cause le traumatisme. On laissa aller le mal ; le régime du malade fut soigné ; du lait, de la décoction de quinquina lui furent donnés entre les repas. Localement, quelques cataplasmes furent placés *loco dolenti*, et l'on attendit.

Après huit jours, pendant lesquels la quantité de liquide épanché resta stationnaire, la tumeur se flétrit peu à peu ; quelques rides se montrèrent sur la peau soulevée de la face antérieure du pavillon de l'oreille, s'accentuèrent davantage, entraînèrent, comme le fait une cicatrice, les tissus voisins les plus mobiles. En trois semaines, toute acuité avait disparu, et l'oreille restait déformée.

Actuellement, l'oreille gauche de ce malade a perdu complétement sa forme primitive. Le lobe inférieur est intact, mais le pavillon en entier a l'air d'un champignon très-nodulé, ratatiné ; la conque de l'oreille est presque obstruée par les replis indurés de ce qui fut le pavillon ; la courbe de ce pavillon est réduite, comme ligne de dessin, à la corde qui sous-tendait cet arc. L'audition se fait cependant: avec quelles modifications ? L'état mental du malade ne permet pas de le rechercher.

Depuis l'apparition de cette tumeur, le malade a failli succomber aux suites d'une diarrhée chronique, très-commune chez les déments paralytiques ; mais, depuis huit mois, les progrès de la maladie semblent nuls ; l'état physique est satisfaisant.

Les altérations que peut subir le sang doivent être regardées comme une cause favorable aux hémorrhagies. M. Carville a vu, chez une femme hémophilique, un hématome double de l'oreille qui était survenu évidemment en dehors de tout traumatisme. Ce fait est publié sommairement dans la thèse d'agrégation de M. Bouchard. On n'a jamais signalé cependant aucun cas d'hématome de l'oreille chez les marins atteints de scorbut.

En 1855, dans sa thèse inaugurale, Bastien a signalé l'hématome

P

dans l'hystérie, et, en 1882, le professeur Ball, dans son service de l'hôpital Laënnec, vit survenir sans causes connues, chez une jeune hystérique, un hématome de l'oreille droite. Cette malade n'ayant pas à cette époque de grandes attaques, on ne put invoquer le traumatisme, et il faut sans doute y voir une de ces hémorrhagies par trouble vaso-moteur d'origine nerveuse, analogue probablement à celles qui se produisent dans l'estomac.

Follin et Duplay pensent que, chez certains individus atteints d'affections cérébrales, on peut voir se développer, en dehors de toute action mécanique, certaines altérations de structure du pavillon qui prédisposent aux extravasations sanguines, soit spontanément, soit sous l'influence d'un traumatisme.

Pour un grand nombre d'auteurs, l'othématome est dû à des lésions diverses du pavillon de l'oreille, à un érysipèle (Neumann), à une otite externe (Wallis et Rupp), à un état inflammatoire du cartilage (Schmaltz). M. Houdoux, dans sa thèse (Nancy, 1876), et, antérieurement, M. le docteur Christian, dans sa thèse de Strasbourg (1864), considèrent l'hématome de l'oreille comme un symptôme de l'hématome de la dure-mère. M. Mabille, qui a observé dix-neuf fois l'hématome de la dure-mère, sans que ces malades aient éprouvé un trouble circulatoire quelconque dans le pavillon de l'oreille, pense que la pachyméningite a simplement coïncidé avec l'othématome.

Yung de Leubus a rattaché l'hématome de l'oreille à l'état congestif de la tête, et, à ce propos, Marcé, puis Foville, ont insisté avec raison sur la corrélation qui existe entre la circulation de la tête et celle des oreilles.

Il est encore une cause prédisposante dont il faut tenir grand compte : c'est l'athérome artériel. M. Mabille fait en effet remarquer qu'il est facile de voir, chez un certain nombre d'aliénés atteints de paralysie générale progressive, que l'artère temporale est dure et donne, sous le doigt, la sensation d'un cordon résistant. Le mécanisme de la production de l'hématome n'est pas difficile à comprendre dans ces conditions. La dégénérescence artérielle que produit la paralysie générale

chez les aliénés peut aussi reconnaître pour cause la diathèse alcoolique et syphilitique, et il était assez rationnel de trouver des othéma-
mes chez les individus atteints de ces deux affections. En effet, M. Duplay a publié une observation d'une tumeur sanguine de l'oreille chez
un sujet alcoolique.

De plus, en 1883, dans les *Archives de neurologie*, se trouve une
observation de M. Thorens, résumée par M. Charpentier. Il s'agit d'un
enfant conçu pendant que le père avait une poussée de psoriasis syphilitique. Cet enfant, âgé de cinq ans, rachitique, sans troubles intel-
lectuels, présente sur les fesses des cicatrices syphilitiques spécifiques.
Sans être hémophilique, puisqu'il ne perd jamais de sang en se cou-
pant ou s'écorchant, il offre fréquemment des ecchymoses sous-cu-
tanées, colorées par la moindre violence extérieure.

Cet enfant a eu un othématome de la face antérieure du pavillon
de l'oreille gauche, allant jusqu'à recouvrir l'orifice du conduit auditif
externe. La tumeur fut vidée par une ponction exploratrice et guérit.
La veille de l'apparition de la tumeur, l'enfant, en jouant, avait passé
la tête entre les barreaux de son lit de fer et n'avait pu la retirer
qu'avec peine. Rappelant que les lésions athéromateuses des vaisseaux
ont été constatées dans la syphilis (Lancereaux et Parrot), et élimin-
ant l'hémophilie chez son malade, M. Thorens se demande si l'othématome qu'il a observé ne reconnaîtrait pas comme cause la diathèse
hémorrhagie, symptôme de la syphilis de son malade, favorisée oc-
casionnellement par l'accident, les efforts et l'émotion qui en sont ré-
sultés.

En résumé, l'hématome, pour les uns, est dû à des causes internes
locales ou générales ; pour d'autres, à des causes externes ; pour d'autres encore, à ces deux ordres de causes réunis. Belhomme, Delasiauve, Virchow, Ducros et la plupart des écrivains de notre époque,
acceptent cette dernière manière de voir. Il est assez difficile, comme
on le voit par cette énumération déjà longue, de se former une opinion
et d'apporter des conclusions certaines. Cependant il nous semble démontré : 1° que le traumatisme entre pour une part considérable dans

la pathogénie de l'othématome, et cela de plusieurs manières : soit en provoquant directement l'épanchement sanguin, qu'il y ait ou non fracture du fibro-cartilage (mode de production excessivement rare à notre avis); soit en déterminant des lésions du cartilage, qui deviennent une cause prédisposante très-efficace de l'exhalation sanguine (observations de Moos, déjà citée).

D'un autre côté, nous ne pouvons donner aux causes internes déjà énumérées l'importance pathogénique qu'on a voulu leur attribuer. Les expériences physiologiques de Claude Bernard, de Brown-Sequard, tout intéressantes qu'elles sont, ne nous autorisent pas à admettre que, chez l'homme, des altérations du grand sympathique et des corps restiformes soient nécessaires pour déterminer la formation de l'othémathome. Nous acceptons, néanmoins, que les troubles végétatifs observés dans les diverses formes de l'aliénation mentale contribuent à la genèse des tumeurs sanguines de l'oreille. Seulement, cette intervention n'est pas directe, immédiate. Il faut, pour ces causes, comme pour toutes les autres, froid, effort violent, exanthèmes généraux, etc., qu'elles soient précédées d'une lésion primitive du cartilage, provoquée, soit par des violences locales (d'où la grande fréquence de la tumeur sanguine chez les lutteurs), soit par des troubles de nutrition générale ou locale, soit encore par des altérations du système nerveux et circulatoire (athérome).

Ces lésions primitives une fois admises, la pathogénie de l'othématome nous paraît très-simple.

Traumatisme ou congestion auriculaire, la résultante de tous les modes étiologiques précités peut facilement engendrer l'othématome; mais, à elles seules, ces différentes causes ne peuvent d'emblée produire une lésion semblable de l'hématocèle du pavillon de l'oreille.

On pourra nous objecter qu'il n'est pas question de ces altérations primitives précédant l'apparition de la tumeur dans la plupart des observations publiées. Nous sommes persuadé que cela tient à ce que l'attention du malade et du médecin n'est attirée vers l'oreille qu'au moment où la tumeur sanguine atteint un certain volume, et que l'on ne se donne pas la peine de remonter aux commémoratifs, comme dans l'observation de Moos.

Th. Simon, cité par Trœltesch, affirme que tous les cas d'hématome qu'il a observés dans la maison d'aliénés de Friedrischberg, près Hambourg, se sont trouvés chez des individus qui avaient déjà antérieurement des tuméfactions de l'oreille, et du côté où existaient ces tumeurs.

Gudden, Meyer, ont étudié les altérations du cartilage qui précèdent l'apparition de l'othématome. D'après les recherches de ces auteurs, dit le docteur R. Calmettes, le cartilage subit de nombreuses altérations chez les vieillards. Il est crevassé et criblé de cavités remplies d'un liquide muqueux ; la substance fondamentale est parcourue par de gros vaisseaux capillaires et par des tractus conjonctifs très-vasculaires (Paireidt, Gudden). D'après Meyer, ce crevassement et ce ramollissement du cartilage, cette chondromalacie, est de règle après la cinquantième année et peut même survenir plus tôt, principalement chez les individus atteints de tuberculose et de carie. On comprend combien ces modifications prédisposent aux tumeurs sanguines, et avec quelle facilité, grâce à la friabilité des tissus, le sang peut se frayer un chemin entre les lamelles du cartilage.

Une autre remarque qui milite en faveur de notre théorie, c'est que, si on examine les oreilles d'un grand nombre de sujets, il n'est pas rare d'y trouver des épaississements généraux ou partiels. — Motet a publié, dans la *Gazette hebdomadaire* de 1869, une observation bien remarquable pour nous, en ce sens que l'hématome a été constaté sur un seul malade, d'abord à l'oreille droite, à l'oreille gauche, et peu après à la main droite ; et Macé, dans les *Annales médico-psychologiques* (1859), relate l'observation d'une double tumeur sanguine du pavillon coïncidant avec un hématome de la paupière supérieure gauche. Ces deux faits sont pour nous une raison de plus qui nous amène à admettre une altération préalable du tissu fibro-cartilagineux ou des tuniques des artères.

La plupart des aliénistes admettent cependant que la phase initiale se traduit par une congestion plus ou moins intense de l'oreille externe.

Que l'hypérémie de cet organe ait été constatée un grand nombre de fois comme phénomène précurseur de l'hématome, c'est incontestable ; mais, quand on réfléchit aux variations presque continuelles de la tension vasculaire dans le système circulatoire de l'oreille, et qu'on se reporte ensuite à la rareté relative des tume urs sanguines qu'on y découvre, même chez les aliénés, on est forcément amené à chercher ailleurs les raisons pour lesquelles le sang va, tout à coup, franchir ses barrières naturelles. Quand le fibro-cartilage a subi la modification que nous signalons sans en préciser le caractère intime, il suffit d'un traumatisme quelconque, même léger, d'une congestion, même passagère, pour que la tumeur sanguine se manifeste.

Sexe. — De toutes les observations publiées jusqu'à ce jour, il résulte que l'un et l'autre sexe n'y sont pas sujets au même titre. Nous avons vu que l'on a voulu s'en faire une arme pour soutenir que la tumeur est toujours traumatique. Il est possible, en effet, que l'état de protection où se trouvent les oreilles de la femme, le caractère plus doux des infirmières, suppriment une des causes occasionnelles assez fréquentes de l'othématome : no us voulons parler du traumatisme. Pour expliquer jusqu'à un certain point ce fait singulier, ne pourrait-on pas invoquer ici l'écoulement menstruel, qui est chez la femme une dérivation dans le cas de congestions du côté de la tête ? Cependant Biaute, sur cinq cas d'othématome observés par lui à l'asile de la Roche-Gandon, en a trouvé trois sur des femmes, et pl usieurs autres observateurs en ont publié des cas. Nous pouvons nous-même en relater un.

OBSERVATION V (communiquée par M. Combemale)

Marie A., 37 ans, atteinte de lypémanie avec agitation. — Vers le milieu du mois d'avril, un mois après son entrée à l'asile, cette malade, qui avait des tendances marquées pour le suicide et n'était nourrie que par force, fut signalée comme ayant une oreille enflée.

L'examen de l'oreille permit de constater une tumeur peu apparente du pavillon, siégeant dans sa moitié supérieure, proéminant surtout sur sa face antérieure et ayant déterminé le gonflement de la partie qui se trouve au-dessus d'une ligne horizontale passant au-dessous de la racine de l'antitragus. Violacée, chaude à la main, tendue, peu fluctuante, spontanément douloureuse, cette tumeur alla en augmentant de volume pendant huit ou dix jours. Arrivée à son maximum, elle était de la grosseur d'un œuf de pigeon, et n'avait provoqué aucune réaction inflammatoire sur les parties circonvoisines; très-limitée, elle ne présentait aucun danger direct pour la malade ; aussi son évolution ne fut-elle pas contrariée.

L'état d'agitation nécessitait des bains prolongés; ils furent donnés comme par le passé. A l'intérieur, quelques toniques; décoction de quinquina, lait à volonté, salade de cresson, sirop de raifort iodé.

Au bout de trois semaines, la turgescence, la douleur, le volume, avaient bien diminué *sponte suâ*.

Actuellement, le pavillon de l'oreille est bien épais; la déformation est peu considérable, les replis de la peau peu profonds et peu nombreux; la pression ne détermine plus de douleur; la conque tend à être obstruée.

L'état général s'est un peu relevé; la malade se nourrit de son propre mouvement; à l'agitation a succédé pendant quelques jours de la stupeur, qu'un traitement approprié combat encore.

Age. — L'âge ne paraît pas avoir grande influence. On a observé l'othématome chez l'adulte comme chez le vieillard. Il est regrettable que les auteurs ne donnent pas des tableaux comparatifs sur ce sujet. Cependant, M. Mary (thèse de Montpellier) et M. Merland (thèse de Paris) ont publié des statistiques portant sur l'âge de 7 et de 14 malades. On peut conclure, d'après ces deux statistiques et des observations publiées jusqu'à ce jour, que c'est entre vingt et cinquante ans que l'évolution pathologique fournit sa carrière.

Rapports avec l'aliénation mentale. — Les othématomes peuvent se trouver, d'après le relevé exact des observations parues, dans toutes les formes de la folie, et l'on ne peut tirer aucune conclusion de l'existence de cette tumeur à l'oreille pour le diagnostic différentiel des maladies mentales. On ne peut pas non plus en faire une maladie spéciale aux aliénés ou séparer, comme le voulaient Dumesnil en 1860 et Ducros en 1867, les othématomes en deux catégories. Aujourd'hui qu'il est parfaitement démontré que les symptômes, la marche et la terminaison de l'othématome sont toujours identiques; qu'en un mot cette tumeur se res-

semble toujours à elle-même, le doute n'est plus permis. Il est cependant, au point de vue du traitement, une différence qui s'explique
par les diverses conditions de l'état général.

Siége. — Nous savons que l'othématome siége plus souvent à gauche
qu'à droite. Les partisans du traumatisme ont, comme nous l'avons vu,
expliqué ce phénomène à leur avantage, et ils disent que c'est avec la
face palmaire de la main droite que l'on frappe si l'on regarde l'individu en face, et qu'alors on contusionne son oreille gauche. Mais,
comme le fait très-bien remarquer M. Mary, si l'on frappe avec le dos
de la main, si l'on frappe par derrière, on touchera alors l'oreille
droite. Donc, pour nous, là n'est pas la vraie raison. Quoique, en
somme, l'othématome ait été remarqué souvent à droite, et qu'il ne
soit pas nécessaire de chercher des explications inutiles ou de peu
d'importance, nous citons en entier l'explication plus scientifique et plus
rationnelle du docteur Kuhn dans sa thèse de Strasbourg (1864) :
« Nous rattachons, dit-il, ce fait (siége à l'oreille gauche) à la dispo-
» sition anatomique générale des vaisseaux veineux, ou, du moins,
» nous pensons que c'est là qu'on doit chercher la cause principale de
» la prédilection de l'hématome pour l'oreille gauche. Tout le monde
» reconnaît, en effet, que la circulation veineuse est plus gênée à
» gauche qu'à droite, et que les congestions doivent y avoir des con-
» séquences plus graves. Les deux troncs veineux brachio-céphali-
» ques diffèrent essentiellement par leur longueur, leur direction et
» leurs rapports. La congestion doit donc s'effectuer plus facilement
» à gauche qu'à droite, puisque la circulation veineuse y est plus dif-
» ficile.»

Fréquence. — Au dire de M. Cossy, cette affection serait peu fré-
quente, puisque, dans un intervalle de huit mois, il n'en a observé que
3 cas dans un service de plus de 300 aliénés.

M. Merland, en a recueilli 14 dans une année à la maison d'aliénés
de Charenton ; 6 fois sur 14, les deux oreilles étaient prises en même
temps, mais non au même degré.

M. Lélut en a observé une quarantaine d'exemples; il les regarde comme très-communs daus les asiles d'hommes.

En somme, l'othématome est assez rare, surtout depuis la suppression complète d'une de ses causes dans les asiles rigoureusement surveillés : je veux dire le traumatisme ; et on le remarque exceptionnellement chez les individus sains d'esprit.

SYMPTOMES. — MARCHE. — TERMINAISON

Si les opinions sur l'étiologie, sur le siége anatomique de l'hématome, sont diverses, il n'en est pas de même pour la sypmtomatologie ; aussi passerons-nous rapidement sur ces phénomènes, qui sont déjà très-bien indiqués dans les premiers travaux de Bird, Cossy et des autres auteurs qui ont écrit sur la matière.

Nous devons cependant insister sur ce qui se passe au début de la maladie, dans cette période que nous appellerons période d'altération du fibro-cartilage, ou préparatoire.

Elle passe bien souvent inaperçue, parce que, comme nous l'avons déjà dit, l'attention du malade et du médecin n'est attirée vers l'oreille qu'autant que l'épanchement est complétement formé. On a pu cependant observer, dans maintes circonstances, des modifications du pavillon antérieures à la formation de l'hématome, et qui ont, au point de vue étiologique, une grande importance. On peut constater un épaississement, rarement général, le plus souvent par îlots, du fibro-

P

cartilage. Indolores ou s'accompagnant d'un prurit assez grand pour pousser le malade à se gratter, ces nodosités élastiques ont été observées par Trœltsch et quelques autres auteurs. Il nous semble qu'elles doivent toujours exister et pourraient être facilement trouvées si l'attention du médecin était attirée de ce côté, surtout chez les aliénés, qui incontestablement présentent le plus grand nombre de cas d'hématome.

La seconde période est celle de la formation du kyste sanguin. Le début peut se faire d'une manière brusque, et la tumeur atteint alors rapidement son *summum* de dévelopement; c'est ainsi que l'on a signalé des cas où l'épanchement s'était produit en quelques heures, en une nuit, et le malade constatait à son réveil la formation d'une tumeur qui n'existait pas la veille.

D'autres fois, la marche est beaucoup plus lente. Une petite tuméfaction se montre à un point de la face externe du pavillon, puis la tumeur grandit peu à peu et présente, au bout d'un temps variable, un volume parfois assez considérable. Quel qu'en soit le début, la tumeur suit quand même son évolution. La peau du pavillon devient rose, rouge, gonflée et quelquefois assez douloureuse. « Bientôt, dit
» M. Mary, la coloration de l'oreille acquiert la teinte vineuse spécifi-
» que, quelquefois même brune, à cause de l'afflux considérable du
» sang et sa stase en ces parties. Ce qui est constant, c'est l'élévation
» très-appréciable de la température. Si l'on exerce une légère pres-
» sion sur les deux parois opposées, on éprouve, ou une sensation
» d'élasticité faible, ou une crépitation due à la présence de caillots ;
» d'autres fois, au contraire, le pavillon s'hypertrophie, a la dureté
» du cartilage, et la pression du doigt n'y laisse pas d'empreinte. »

Les malades éprouvent quelques élancements, du prurit, ce qui explique que souvent ils frottent et grattent leurs oreilles jusqu'au sang, et cette manœuure ne fait que diminuer les chances d'arrêt d'hémorrhagie. Mais, dans un grand nombre de cas, des modifications de la peau se produisent sans que le malade en ait conscience. Pendant ce temps, les symptômes généraux ne présentent rien de particulier: le pouls est calme, la température axillaire est normale, et Mabille a démontré que la température de l'oreille, qui normalement est toujours plus basse que celle du corps, reste stationnaire, contrairement à l'assertion de M. Mary. La maladie générale sous l'influence de laquelle l'affection peut être survenue suit son cours ; il n'y a pas en général de rémission. Les deux oreilles peuvent être atteintes, soit en même temps, soit l'une après l'autre. L'affection peut aussi rester limitée à l'une d'elle. Vers le huitième ou le dixième jour de la maladie, on n'éprouve plus une sensation de fluctuation comme dans les premiers jours. On sent comme une substance dure et résistante qui sépare le sang du cartilage.

Quant à son volume, il est extrêmement variable ; il peut aller de celui d'une petite lentille à celui d'un œuf de pigeon ou même de poule.

Les parties de l'oreille ordinairement affectées sont éminemment variables et presque toujours situées sur la face externe, quelquefois sur la face interne, d'après Rau. Stiff rattache à des particularités anatomiques le siége de la tuméfaction sur la surface externe. Alimenté par de nombreuses anastomoses, le réseau vasculaire serait beaucoup plus abondant en avant qu'en arrière. On a vu la tumeur commencer aussi bien dans les cavités normales du pavillon qu'au niveau des parties saillantes ; seul, le lobule n'est jamais atteint par la tumeur. Mais le siége de prédilection de la collection liquide est au voisinage de la fossette scaphoïde et de l'anthélix, et M. Mallez explique la fréquence des déformations de l'auricule par cette fréquence dans le siége. La peau de la face externe du pavillon de l'oreille ne se moule plus sur les inégalités du cartilage sous-jacent ; elle est soulevée, tendue et lisse ; les saillies, les cavités disparaissent et se fondent en une masse plus ou moins convexe, qui, d'après Bird, peut atteindre le volume de la moitié d'un œuf de poule coupé longitudinalement et appliqué sur l'oreille par sa surface de section.

Au bout de vingt jours, si on laisse les choses suivre leur cours naturel, commence la troisième période, ou période de résorption, qui peut se faire de deux manières : par rupture de la paroi ou bien par résolution graduelle. Dans ce dernier cas, on voit la tumeur s'affaisser, se flétrir, pour ainsi dire; la tension diminuer peu à peu, et la paroi externe, suivant les progrès de la résorption de la partie liquide, se rapprocher de plus en plus de la paroi interne. Au bout d'un temps variable d'un à plusieurs mois, les deux parois accolées ne laissent entre elles de place en place que les débris des caillots primitifs. D'où induration et, par la suite, formation d'un tissu fibreux occupant la paroi externe et amenant une rétraction cicatricielle de la peau et même des fibro-cartilages, qui, obligés de se plier, de se ratatiner, s'écartent par là même des parois du crâne, en déformant complétement les oreilles.

D'autres fois, les phénomènes ultérieurs se rapprochent de ce qui se passe quand on ouvre la poche artificiellement. La paroi extérieure s'ulcère à son sommet, se perce et donne issue à du sang mêlé de sérosité. A mesure que cette matière s'écoule, la tumeur s'affaisse, puis une suppuration s'établit, et enfin la cicatrisation se fait dans les conditions ordinaires, comme nous le voyons dans l'observation suivante.

OBSERVATION VI. — (M. Combemale)

D. Jean, quarante ans, sans profession, atteint de démence paralytique.

Vers le milieu du mois de mars 1884, le malade, qui avait un othématome à l'état aigu, fit une chute sur l'oreille où se trouvait le mal. La tumeur creva, et la fente cutanée se fit suivant le rebord de la conque en suivant la courbure, sur une longueur de deux ou trois centimètres.

Le liquide que contenait la poche était séreux, un peu visqueux, en quantité peu considérable (30 grammes, une cuillerée à bouche environ). Les deux parois restèrent enraidies, sans aucune tendance à s'accoler ; on aurait dit qu'une membrane kystique tapissait les parois internes de la tumeur.

Il s'écoulait du sang par les lèvres de la plaie. Tentative de réunion immédiate par plusieurs points de suture. L'agitation du malade, très-indocile du reste, sa malpropreté extrême, les firent échouer.

Après quelques lavages antiseptiques, au bout de trois ou quatre jours, du fond de la plaie, qui suppura du reste très-peu, montèrent des bourgeons charnus, en assez grand nombre, qui laissèrent l'oreille quinze jours après l'accident toute déformée, augmentée en épaisseur au pavillon, indolore.

La marche de la maladie mentale ne parut pas influencée par l'apparition et la guérison de cette tumeur.

A sa mort, qui eut lieu en septembre 1884, par suite des progrès de la maladie, l'attention ne fut pas attirée par l'othématome dont il était porteur.

Bird a signalé la disparition lente de la couleur vineuse et son remplacement dans certains cas par une blancheur extraordinaire ; il explique ce phénomène par la prolifération du tissu conjonctif et l'anémie locale consécutive à la diminution du calibre des vaisseaux.

Les choses ne se passent pas tout à fait ainsi lorsque, au lieu de la laisser évoluer, on ouvre cette poche sanguine. Les parois de la tumeur mises au contact avec l'air s'enflamment, et il en résulte une modification de l'état anatomique des surfaces, qui se couvrent de granulations, se soudent ensuite plus ou moins rapidement l'une avec l'autre, et se cicatrisent en laissant une déformation plus ou moins marquée du pavillon.

DIAGNOSTIC

On reconnaît facilement et sans difficultés sérieuses l'hématome du pavillon de l'oreille. Nous allons cependant faire rapidement un daignostic différentiel entre l'othématome et certaines affections de l'oreille avec lesquelles on pourrait de prime abord le confondre.

Quelles sont ces lésions ?

1° Avec une contusion ? Mais, dans ce cas, il y a épanchement sous-cutané de sang, ce qui donne à la peau les teintes diverses et successives de l'ecchymose, tandis qu'ici on a affaire à un épanchement qui est profond, intracartilagineux, limité, et qui par conséquent ne se révèle point par une coloration particulière, mais par un accroissement progressif et lent de la tumeur.

2° Avec le phlegmon du tissu cellulaire? Celui-ci donne lieu, il est vrai, à une tumeur, mais à une tumeur caractérisée par une rougeur considérable, profonde, ne disparaissant pas sous le doigt; par l'élévation de température, le gonflement et la tension de la peau; par un empâtement précédant la fluctuation et se terminant par la suppuration.

3° Avec l'engelure de l'oreille? Cette affection se rencontre surtout chez les enfants chlorotiques et lymphatiques, et reconnaît pour cause habituelle le froid. Le gonflement qu'elle produit est très-superficiel, diffus, peu résistant, avec une légère rougeur de la peau ou de petites nodosités livides, qui pâlissent sous le doigt et provoquent par moments de violentes démangeaisons, avec sensation de brûlures.

4° Avec l'érysipèle de l'oreille? Ce qui sépare l'hématome de l'érysipèle de l'oreille, c'est que ce dernier présente une douleur superficielle généralisée, phlycténoïde et passagère, et l'hématome un gonflement circonscrit, indolore, produit par la distension intérieure d'une collection liquide.

5° Quand la rupture vasculaire se fait dans l'intérieur du conduit auditif externe, on pourrait la confondre au début avec une otite externe. Mais, dans ce cas, les douleurs vives du malade, les bourdonnements d'oreille, les souffrances si grandes qui s'irradient dans toute la tête, et souvent un écoulement purulent, préviendront toute confusion (Mabille).

6° On pourrait croire à un enchondrome. M. Triquet cite un cas de tumeur de ce genre siégeant dans la portion cartilagineuse du pavillon. Mais la marche seule, l'évolution de la tumeur, mettront sur la voie du diagnostic. L'enchondrome se développe en général d'une manière lente et sans fluctuation. Enfin la consistance de la tumeur, son début rapide, et au besoin une ponction exploratrice, feront à coup sûr reconnaître l'hématome.

Pour terminer, c'est donc par la marche même de l'hématome et par son absence de réactions sur l'organisme que le praticien reconnaîtra l'othématome. On ne doit pas non plus oublier que cette affection peut se rencontrer ailleurs que chez les aliénés, et surtout chez les lutteurs, les écoliers et les diathésiques (alcoolisme et syphilis).

PRONOSTIC

Presque tous les auteurs qui ont écrit sur la question jusqu'en 1858, MM. Merlaud, Kuhn, Foville, etc., ont voulu que l'othématome chez les aliénés fût le stigmate, le signe indélébile de l'incurabilité de la maladie ou du passage de la maladie de l'état aigu à l'état chronique. « Malheur, dit Merland, à la personne chez laquelle de semblables ma- » nifestations se produisent, car elles coïncident, soit avec l'incura- » bilité reconnue, soit avec le passage à la chronicité. »

Cette opinion se comprend facilement quand on pense que bon nom- bre d'hématomes appartiennent aux aliénés atteints de paralysie géné- rale progressive, maladie par elle-même incurable. Nous ne pouvons cependant nous ranger complétement à cet avis et attribuer cette im- portance à l'hématome, car les désordres de l'activité cérébrale ont pu disparaître surtout dans les cas de manie aiguë, et la guérison être complète alors que le sujet avait été atteint d'une tumeur sanguine dans le cours de sa vésanie.

Le docteur Dagonet a rapporté une observation très-curieuse d'*othé- matome* : il s'agit d'une jeune fille qui vit la guérison de cette tumeur coïncider avec son état de *démence*.

M. Mabille cite cinq observations de malades atteints de folie im- pulsive, lypémanie, manie aiguë, avec complications d'hématome, soit

double, soit simple, qui ont, les uns éprouvé une amélioration très-
sensible ; les autres, une guérison définitive.

Nous en citons nous-même un exemple, et nous ne pouvons résis-
ter à l'envie de relater une observation très-intéressante de Mabille.
Il s'agit d'une femme de vingt-cinq ans, atteinte de lypémanie suicide.
« Au moment de l'entrée, on remarque un hématome énorme de l'o-
» reille gauche : la tumeur est luisante, et, d'après le dire de la malade,
» douloureuse.

» L'oreille droite fait voir un commencement d'hématome, qui pa-
» raît avoir débuté *dans le conduit auditif externe*.

» Ces deux hématomes suivent la marche ordinaire. Deux mois
» après, on constate une amélioration dans l'état mental de la malade :
» les idées tristes disparaissent peu à peu, ainsi que les idées de suicide.
» Quatre mois après le début de l'affection, cette femme sort *complé-*
» *tement guérie* de sa mélancolie : elle se rappelle toutes les circon-
» stances de sa maladie et affirme que les deux tumeurs survenues
» à ses oreilles n'ont pas été produites par des violences exercées
» sur elle. »

OBSERVATION VII (communiquée par M. Aubin)

B..., tanneur, né le 12 janvier 1854. Entré à l'asile St-Pierre, à Marseille, le
3 avril 1881. Atteint de manie aiguë avec agitation, incohérence, loquacité,
idées de persécution. Le malade prétend qu'on veut le tuer et refuse les ali-
ments qu'on lui présente.

Le 12 juillet.—Hématome de l'oreille gauche, survenu sans causes extérieures
appréciables ; pas de traces de traumatisme. Tumeur envahissant la face externe
du pavillon, au niveau de l'extrémité supérieure de l'hélix. La peau est rouge,
chaude, douloureuse.

Pas de traitement actif ; application de quelques compresses d'eau blanche.

Le 18. — Augmentation sensible de la tumeur. Le malade éprouve de ce côté
des élancements qui le forcent à se gratter. L'oreille ne forme plus qu'une seule
masse, sans cavités, sans reliefs.

La marche de la maladie mentale n'est pas modifiée par l'hématome. B... est toujours agité, agressif, dangereux pour les gardiens et ses compagnons d'infortune.

Continuation du traitement général approprié et applications locales de cataplasmes, etc., que le malade ne laisse pas en place.

Le 4 août, la tumeur est moins fluctuante, dure au toucher, et la période de résorption commence.

Il était à craindre que la maladie ne fût incurable, B... étant resté jusqu'en novembre 1884 sans éprouver aucune amélioration dans son état, quand à cette époque il devint plus tranquille et put être changé de division. Bientôt, le mieux persistant, B... fut occupé dans les bureaux. Sorti en congé le 2 janvier 1885, il est employé dans une maison de commerce et n'a plus eu d'atteinte de sa maladie. L'othématome a complétement disparu, ne laissant qu'une déformation assez considérable du pavillon de l'oreille.

On ne peut donc, croyons-nous, établir aucune relation entre la présence d'un kyste sanguin de l'oreille et le degré de gravité de la folie.

MM. Bonnet et Poincarré pensent que la rupture vasculaire des vaisseaux de l'oreille est une crise avantageuse au malade. Nous citons textuellement : « Il faut tenir compte, au point de vue de la clinique, d'un fait important : c'est que déjà, les irritations successives » et l'altération ganglionnaire progressive ayant amené l'inflammation secondaire de la base du crâne, des méninges et du cerveau, » cette apoplexie de l'oreille devient une crise avantageuse au malade : » elle se passe, en effet, dans les auriculaires postérieures, dépendant » de la méningée moyenne. Si la production n'avait pas lieu, on aurait » vu se développer une apoplexie cérébrale ou méningée, ou tout au » moins une congestion intense, dont la sidération consécutive aurait » amené la mort. En dehors de la paralysie générale, ces tumeurs » n'arrivent jamais que dans des états chroniques, et elles deviennent » nent une cause favorable à une prolongation d'existence. »

Chez les lutteurs et les écoliers, le pronostic ne peut acquérir une certaine gravité qu'autant que la tumeur se reproduirait trop souvent. L'othématome ne mettra pas la vie en danger, mais il aménera une difformité désagréable ; car, suivant la spirituelle remarque de M. Mary, nous ne croyons pas nous tromper en affirmant que les malades se garderont bien de vouloir imiter Hector, Hercule ou Pollux, qui montraient, comme un titre de gloire, leurs oreilles ratatinées et difformes. Du côté de la fonction auditive, l'ouïe peut être diminuée par suite de la plus ou moins grande déformation de l'orifice externe du conduit auditif ; mais cette constatation est tellement difficile, surtout chez les aliénés, que nous ne saurions nous prononcer. Dans tous les cas, la surdité ou la diminution de l'ouïe ne peut être due qu'à l'obstruction du conduit auditif, et non à une altération de l'oreille interne.

Il ne faut pas oublier non plus qu'un hématome incisé, comme toute plaie du reste, peut se compliquer d'érysipèle, qui serait ici particulièrement dangereux, à cause de la proximité du cuir chevelu.

Chez des sujets débilités, le kyste sanguin peut exceptionnellement (Gruber) se terminer par une fonte putride, avec nécrose du cartilage, et l'on comprend qu'il en restera après la guérison une déformation très-considérable.

Enfin M. Renaudin a avancé, sans preuves toutefois, que le gonflement auriculaire pouvait se terminer par gangrène.

TRAITEMENT

L'othématome étant en somme une affection relativement bénigne, la simple expectation, aidée de quelques fomentations résolutives et d'une compression légère, peut suffire pour mettre obstacle à la marche naturelle de l'affection et amener la guérison.

Cependant, lorsqu'on veut s'opposer à une trop grande déformation de l'oreille, on a recours au traitement chirurgical. La ponction a été préconisée; mais la ponction, qui donne issue à une certaine quantité de sang et de sérosité, a besoin d'être répétée et n'empêche cependant pas la marche envahissante de l'hématome. Pour remédier à cet inconvénient, on a fait suivre la ponction d'injections d'iode ou de vin aromatique dans la tumeur sanguine. D'une efficacité douteuse, l'injection iodée n'est pas sans danger si l'on se sert d'une solution trop concentrée : une vive réaction, suivie de suppuration et de gangrène, peut en être le résultat. Dans ce cas, il y a perte de substance, la cicatrice qui en résulte est des plus vicieuses, et on a précisément ce qu'on voulait éviter, un pavillon complétement déformé et ratatiné. Il faut donc avoir soin de ne se servir que d'une injection iodée très-étendue. Cette médication s'impose dans les cas d'othématome à parois minces, et surtout chez les sujets débilités et malingres.

Un mode de traitement bien meilleur, quoique plus lent, est le séton en général. Avec une aiguille à séton, munie d'une mèche, on ponctionne la tumeur de part en part, de la partie supérieure à la partie inférieure. Ce moyen exige des soins excessifs de propreté pour évacuer le pus, et peut, en outre, amener une certaine réaction inflammatoire. On pourrait se servir avec avantage du tube à drainage, aujourd'hui si employé, de M. Chassaignac. La poche peut alors être facilement vidée et lavée. Un autre inconvénient du séton, c'est qu'il peut amener une complication assez sérieuse, l'érysipèle, dont l'extension est toujours à redouter.

On a encore employé avec succès l'incision suivie de cautérisation au nitrate d'argent.

Si l'intervention chirurgicale est permise et même indiquée chez un individu sain qui ne veut pas porter des oreilles par trop déformées, elle nous semble complétement contre-indiquée chez les aliénés, atteints d'affections chronique s et incurables, à constitution débilitée. Il vaut mieux alors n'employer que quelques émollients, quelques résolutifs aidés d'une compression modérée.

Delasiauve et B..., dans la *Gazette hebdomadaire de médecine et de chirurgie*, préconisent ce dernier traitement, au moyen duquel ils ont obtenu d'excellents résultats.

Nous rappelant les rapports intimes du céphalématome avec la tumeur sanguine de l'oreille, nous nous demandons si le mode de compression par l'application du collodion ne pourrait pas être employé avec avantage. On sait, en effet, que cette méthode, préconisée par M. le professeur Dumas, de Montpellier, et très-bien décrite par M. le professeur agrégé Grynfeltt dans sa thèse inaugurale, donne d'excellents résultats dans le traitement du céphalématome. On obtient par ce moyen une compression douce, modérée, régulière, continue et suffisante pour empêcher la tumeur de s'accroître et pour hâter la résolution. Nous sommes persuadé que cet agent de compression pourrait rendre de sérieux services dans le traitement de l'othématome.

Cependant presque tous les médecins aliénistes et M. le professeur Cavalier recommandent l'abstention chez les aliénés et les sujets débilités. La tumeur disparaît en général d'elle-même, sans laisser une trop grande déformation de l'oreille et sans influencer en rien la marche de la maladie générale.

L'observation suivante en fait foi.

OBSERVATION VIII

R..., négociant, trente-cinq ans, entré à l'asile Saint-Pierre, à Marseille, en mars 1885. Ce malade est atteint de paralysie générale.

D'un caractère doux, facilement maniable, R... parle seul constamment et ne cesse de cracher. Troubles moteurs très-accusés et déchéance organique profonde.

Le 5 avril, on remarque une rougeur sur la conque de l'oreille gauche, et le lendemain on voit apparaître, entre l'hélix et l'anthélix, une petite tumeur qui augmente progressivement de volume et atteint, au bout de quatre jours environ, son maximum. Grosse comme une noisette, rouge, molle, fluctuante, cette tuméfaction est évidement due à un épanchement sanguin.

Pas de traitement local.

L'état mental et physique reste stationnaire pendant près d'un mois. Fin avril, une amélioration se produit. Le malade parle moins, mange beaucoup plus et recouvre ses forces. L'othématome suit la marche de la maladie générale. La tumeur diminue, change de couleur et présente une induration caractéristique.

R... est repris par sa famille, et l'état actuel de la maladie est la démence paralytique tranquille. L'oreille gauche ne présente qu'une légère déformation, trace indélibile de l'othématome.

Une autre indication importante à remplir est d'instituer un traitetement général, variant avec la constitution et le tempérament du sujet.

Nous avons vu que les troubles de nutrition sont une des causes les plus puissantes de l'othématome. Les toniques et les reconstituants seront donc ici de mise, et pourront amener une amélioration qui, malheureusement, n'a pas toujours été constatée.

CONCLUSIONS

1° L'othématome est une tumeur sanguine dont la pathogénie très-discutée nous semble tenir quelquefois à un traumatisme direct et violent, mais dans la grande majorité des cas à une altération du cartilage ou à une altération du système circulatoire.

2° Ces altérations peuvent être produites par des violences extérieures, par des troubles de la nutrition locale ou générale, par différentes diathèses.

3° Ces lésions anatomiques, une fois admises, constituent la cause prédisposante. Tout traumatisme, toute congestion de l'oreille devient cause occasionnelle.

4° L'épanchement sanguin se fait entre le périchondre et le cartilage dans l'intérieur même du cartilage, ou bien entre les lames du périchondre et non dans le tissu cellulaire sous-cutané.

5° L'hématome de l'oreille n'est pas une affection spéciale aux aliénés et n'est pas forcément un signe de cachexie ou d'incurabilité.

6° Au point de vue médico-légal, l'étiologie peut avoir une certaine importance.

7° Le traitement expectant est seul employé chez les aliénés. L'intervention chirurgicale est permise chez les individus sains d'esprit.

INDEX BIBLIOGRAPHIQUE

BIRD.— Archives générales de médecine, 2me série, t. IV, 1834.

FERRUS.— Gazette des hôpitaux, 1838.

BELHOMME   id.   1842.

COSSY   id.   1842.

HEINDERICH.— Annuaire de Canstatt, 1843.

WALLIS.— Gaz. de la Société de médecine de Prusse, no 32, 1844.

RUPP   id.   no 45, 1844.

SCHMALTZ.— Mémoire sur l'hématome. Leipzig, 1846.

LEUBUSCHER.— Allgemeine Zeitschrift für Psychiatrie, 1847.

VERGA (de Milan). — Gaz. médicale de Milan, 1847.

THORE.— Annales médico-psychologiques, 1847.

LUNIER   id.   1848.

HEYFELDER — Une observation d'othématome, 1849.

RENAUDIN.— Annales médico-psychologiques, 1850.

WILD et HOFFMANN.— Medical Times, 1852.

JARJAVAY.— Anatomie chirurgicale, 1852, t. I, page 521.

MERLAND.— Thèse de Paris, 1853.

BASTIEN   id.   1855.

MALLEZ   id.   1858.

TRIQUET.— Traité pratique des maladies de l'oreille. Paris, 1857, page 144.

STIFF.— Thèse de Paris, 1858.

DELASIAUVE.— Gaz. hebdomadaire de médecine et de chirurgie, 1859.

FOVILLE (ACH.).— Annales médico-psychologiques, 1859, et Gazette hebdo-
          madaire de la même année.

MOTET.— Gazette hebdomadaire, 1859, 3me série, t. V.
                  id.   1859, 3me série, t. VI.

JOIRE. — Gazette des hôpitaux, janvier 1860.

B...— Gazette hebdomadaire, t. VIII, 1861, p. 69.

YUNG DE LEUBUS.— Analysé dans les Annales médico-psych., 1862.

MARCÉ.— Traité des maladies mentales, 1862.

KUHN.— Thèse de Strasbourg, 1864.

PAREIDT.— Thèse de Hallis, 1864.

MEYER (LUDWIG).— Archives de Virchow, août 1865.

VIRCHOW.— Pathologie des tumeurs, 1867.

DUCROS.— Thèse de Montpellier, 1867.

Comptes rendus de la Société de biologie, octobre 1868.

CASTELAIN.— Bulletin médical du nord de la France, 1870.

TROELTSCH. — Traité pratique des maladies de l'oreille, traduit par Kuhn et Lévy, 1870.

CLAVERIE. — Thèse de Paris, 1870.

HUN (de New-York). — Annales médico-psychologiques, 1872, p. 273.

Comptes rendus de la Société de biologie, 1871.

GEHEWE (de St-Pétersbourg). — Voir Gazette hebdomadaire, 2ᵉ série, t. IV, p. 237.

BONNAFOND. — Traité des maladies de l'oreille, 1873.

COBLOLD. — British medical Journal, 18 octobre 1873, p. 457.

FURSTNER. — Annales médico-psychologiques, 1873, t. X, p. 180.

PHILLIMORE. — Bristish medical Journal, 25 avril 1874, p. 695.

TOYNBEE. — Traité des maladies de l'oreille, traduit par Darin. Paris, 1874, p. 37.

ROBERTSON (de Glascow). — Edinburgh medical Journal, décembre 1875.

LENNOS BROWNE. — Revue médicale de Hayem, 1876.

S. DUPLAY. — Progrès médical, 1876, p. 521.

DAGONET. — Traité des maladies mentales. Paris, 1876.

MARY. — Thèse de Montpellier, 1876.

BONNET et POINCARRÉ. — Recherches sur la paralysie générale des aliénés. Paris, 1876.

BIAUTE. — Annales médico-psychologiques, 1877, p. 360.

MABILLE. — Thèse de Nancy, 1878.

BOUTEILLE. — Annales médico-psychologiques, 1878.

GIRAUD. — Journal de médecine de Bordeaux, 1878, n° 7.

VOISIN. — Traité de la paralysie générale. Paris, 1879.

ARM. DESPRÉS. — Dictionnaire de médecine pratique, article *Oreille*.

BOUTEILLE. — Tumeur sanguine chez les aliénés, *in* Marseille médical, t. XVII, p. 449, 1880.

MICKLE. — Paralysie générale des aliénés. Londres, 1880.

BARATOUX. — Tribune médicale, n° 677, 1881.

Id.   Thèse de Paris, n° 334, 1881.

CH. WALLON. — L'Encéphale n° 2, 1881.

THORENS et CHARPENTIER. — Archives de neurologie, 1883.

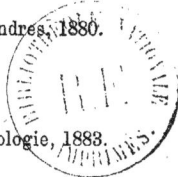

www.ingramcontent.com/pod-product-compliance
Lightning Source LLC
Chambersburg PA
CBHW050549210326
41520CB00012B/2784

9 7 8 2 0 1 1 2 6 2 8 2 0